DISSERTATION

SUR

LA PRÉMIÈRE DENTITION,

OU L'ON PROUVE QUE LA CROISSANCE ET LA SORTIE DES DENTS NE CAUSENT AUCUNE MALADIE AUX ENFANS,

PAR L. LAFORGUE,

EXPERT DENTISTE, REÇU AU COLLÉGE DE CHIRURGIE DE PARIS, ET DENTISTE DES PAUVRES DU DÉPARTEMENT DE LA SEINE.

Prix 15 s.

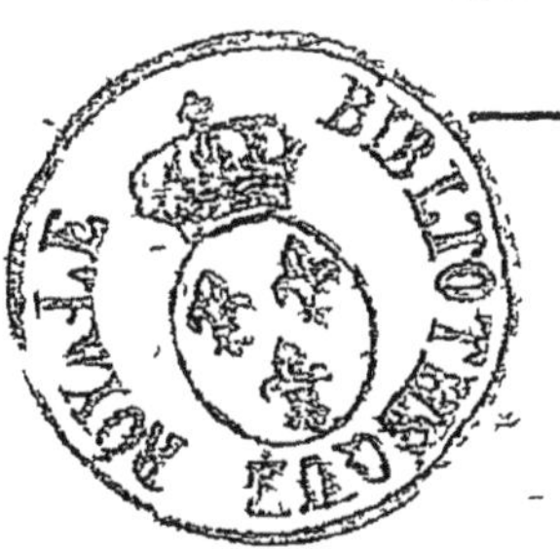

A PARIS,

Chez l'AUTEUR, rue des Fossés-St.-Germain-des-Prés, N°. 7, près le Carrefour de Bussy.

1809.

DISSERTATION

SUR LA PREMIÈRE DENTITION.

1. Depuis quinze ans, mes observations assidues m'ont donné la conviction et la certitude que la croissance et la sortie des dents ne produisent aucune maladie aux enfans, et que toutes celles qu'on attribue à cette cause ont une autre source.

J'ai écrit, et publié plusieurs fois, et imprimé dans mes ouvrages, les faits sur lesquels cette assertion est appuyée ; mais j'ai reconnu que je n'avais pas assez insisté sur cette vérité, pour en convaincre, et déraciner une opinion généralement adoptée par les auteurs, admise par les médecins, enseignée par les professeurs, répandue par les journaux, soutenue par les faiseurs de thèses, et crue sur parole par les pères et mères. C'est pourquoi je publie séparément cette dissertation, où je prends l'engagement de prouver que la croissance et la sortie des dents de lait, ne causent aucunes maladies locales ni symptomatiques.

*

2. Pour parvenir à mon but, qui est d'éclairer un fait dont la connaissance est de première utilité, je désigne les signes de maladies qui existeraient, si la croissance et la sortie des dents causaient quelques effets maladifs aux gencives, aux alvéoles et aux vaisseaux dentaires. On peut juger facilement que ces effets seraient des signes évidens de la maladie, et on peut en même tems conclure que si ces effets n'ont pas lieu, la croissance et la sortie des dents ne causent aucune maladie ni locale ni symptomatique.

Beaucoup d'auteurs ont écrit sur les maladies attribuées à la dentition. Je n'en ai lu aucun qui ait approfondi cette matière comme semblerait le commander les nombreuses et cruelles maladies qu'on dit prendre leur source dans la dentition. Quelques uns ont avancé des faits qui leur avaient fait soupçonner que la croissance et la sortie des dents ne causaient pas toutes les maladies qu'on leur attribuait; mais aucun n'a donné des raisons suffisantes pour persuader. On a continué à croire à cette source de maladies en différant d'opinion sur les parties lésées.

3. Hippocrate a dit : que les enfans étaient attaqués de beaucoup de maladies pendant la

dentition, ce qui ne dit pas que la dentition les cause, et c'est ce que nombre d'auteurs ont confondu; ils ont cru que c'était la même chose: ces deux faits different cependant en tout, et doivent être entièrement distingués. Car, comme l'a remarqué *Caigné* dans sa thèse, toutes les maladies qui attaquent les enfans, les attaquent pendant la dentition, parce que la dentition se fait depuis la naissance jusques à vingt ans, règle générale; et c'est tomber dans une grande erreur que d'attribuer à la dentition toutes les maladies des enfans dont on ne connaît pas la source, ou qui compliquent celles que produisent d'autres causes connues.

Voici le tableau affligeant des maladies attribuées à la dentition. Tous les auteurs ne les ont pas portées au même nombre, mais elles se trouvent ainsi consignées, les unes dans certains auteurs, les autres dans d'autres. *Chambon*, médecin de la faculté de Paris, les a réunies dans un article de la manière suivante. (Traité des maladies des enfans.)

4. Il dit, page 91, « que les gencives sont « soulevées et tendues par les dents; que le « périoste alvéolaire est distendu et cause, ainsi « que la tension des gencives et le renflement « des alvéoles, une démangeaison dans les gen-

« cives, ce qui fait que les enfans se frottent le
« nez, le menton et toute la face. Il y a alors
« une interruption au sommeil, et moins de
« gaîté pendant la veille. »

Page 92. « Si les dents ne sortent point, l'in-
« flammation de la gencive subsiste; l'irritation
« qui en résulte communique aux parties envi-
« ronnantes par les moyens des nerfs. La sali-
« vation s'empare des malades, la bouche s'en-
« flamme, les joues sont rouges, les yeux ani-
« més; la tête s'embarrasse par l'affluence
« d'humeurs que l'irritation locale attire vers
« cette partie. Si le sang est acre, il survient
« des aphtes à la langue, aux gencives, au
« palais, aux lèvres; des inflammations au nez
« avec une supuration plutôt lymphatique que
« purulente, des rougeurs, des boutons enflam-
« més aux joues, au menton: ces boutons jettent
« une lymphe purulente; les yeux s'enflamment,
« et se remplissent d'une chassie purulente qui
« agglutine les paupières; le pus qui irrite la
« cornée augmente à son tour l'ophtalmie. Quel-
« quefois il sort du sang des yeux, des narines,
« des oreilles. La conque des oreilles s'enflamme,
« l'extérieur s'ulcère, l'intérieur supure aussi.
« Chez quelques sujets, la fièvre s'allume, le
« sommeil se perd complètement; l'âcreté de

« la salive mêlée au pus des aphtes augmente « l'inflammation de la bouche, elle devient brû- « lante; l'haleine est chaude, la peau sèche, « le ventre tendu; la constipation augmente la « chaleur universelle. On voit paraître des « symptômes comateux, ou des convulsions « partielles, ou le tétanos: les convulsions sont « si violentes chez quelques enfans, qu'elles « dérangent l'organisation des muscles.» (*Chambon* en a vu d'affligés de paralysie d'un bras et d'une jambe, d'autres qui vivaient avec ces parties devenues difformes à la suite de convulsions excitées par la dentition.) *Chambon* dit encore: « Les progrès de l'inflammation de la bouche « entraînent la gangrène des gencives, accident « d'autant plus redoutable que le sang a été « plus appauvri, que les aphtes sont de plus mau- « vaise espèce, et qu'on néglige davantage les « moyens curatifs de cet état. La gangrène des « gencives se propage dans le voisinage; l'ichor « des chairs pourries attaque la substance des « os maxillaires et les carie au point de détruire « non-seulement les alvéoles, mais encore de « grandes portions de ces os; effet que j'ai re- « marqué chez les enfans qui avaient de la ten- « dance au scorbut, et fréquemment, à plus « forte raison, chez les scorbutiques. Dans ces

« cas, la sanie entraînée dans l'estomac et
« l'œsophage, et dans le ventricule lui-même,
« occasionne un hoquet continuel, avec perte
« subite et absolue des forces, et la mort des
« malades. »

On trouve d'autres auteurs qui attribuent à la dentition, les écrouelles, le rachitisme, la diarrhée et beaucoup d'autres maladies. Ce tableau si effrayant me fait un devoir de rechercher s'il est vrai que ce soit dans la dentition que se trouve le principe de ces maladies; ce devoir est d'autant plus impérieux, que le traitement doit être relatif à la cause du mal. Ainsi, il ne s'agit pas ici d'une question purement spéculative; de la solution de celle-ci dépend la vie de milliers d'enfans qui périssent victimes de l'erreur: et, sous ce rapport, le gouvernement ne peut rester indifférent aux contestations qu'elle peut exciter entre les hommes de l'art: c'est à lui qu'il appartient d'ordonner qu'un fait si important aux citoyens soit éclairé de manière que les praticiens n'aient aucun doute.

5. Il est constant que jusqu'ici les maladies qui attaquent les enfans, et dont la cause n'est pas connue, sont attribuées à la dentition: or, il en résulte que le traitement et les médicamens qu'on administre, et les opérations que l'on fait

étant dirigées contre cette cause supposée de maladies, ils ne combattent pas la véritable cause qui les produit. En effet, c'est pour cela que les maladies font des progrès considérables, que beaucoup d'entr'elles deviennent chroniques, d'autres incurables, dont les unes font languir les enfans, et les autres les font périr. On tiendrait une toute autre conduite, si l'on reconnaissait que la dentition ne produit aucune maladie. Alors, les médecins cherchant la cause ailleurs la découvriraient souvent : ils guériraient souvent aussi ces maladies portées en si grand nombre en France par *Andri*, *Lieutaud*, *Chambon* et *Desessartz*, et qui causent la mort à un cinquantième des enfans suivant *Gariot*, au dixième suivant *Arbuthnot*, et à beaucoup suivant *Chambon* et autres.

Différentes opinions des auteurs, sur le siége des irritations causées par la croissance et la sortie des dents.

---

6. Les différentes opinions des auteurs sur le siége de ces irritations, obscurcissent la question au lieu de l'éclairer. Il n'y a pas de parties qui composent les dents, les alvéoles et les gencives, qu'on n'ait prétendu être le siége de ces maux. Cette variété me paraît venir de ce que

chacun ne trouvait pas de preuve convaincante dans ce que ses prédécesseurs avaient dit; et qu'examinant l'état de la bouche des enfans, et n'y trouvant pas de signes qui caractérisassent le siége du mal, dans leur incertitude, ils croyaient mieux faire en les supposant dans les parties non désignées, quoique l'état de ces parties eût pu leur faire connaître que, dans les maladies des enfans, elles n'étaient pas plus lésées que celles que leurs prédécesseurs avaient indiquées. Ceux qui ont écrit après eux, ont adopté et répété ce que disaient les auteurs qu'ils avaient dans les mains; et d'autres, sans qu'on sache pourquoi, citent des auteurs chez qui l'analyse, pour peu qu'elle soit raisonnée, ne laisse en rien à croire que la source des maladies des enfans soit dans la dentition.

Antoine Petit, *Hérissant* et *Chambon*, croient que c'est le déchirement du périoste de la gencive qui produit les maladies aux enfans.

Quelques uns, tels que *Wanswieten*, croient que c'est l'écartement des alvéoles qui doivent livrer passage à la dent. *Bichat* pense que c'est la pulpe dentaire qui est irritée.

D'autres imaginent que c'est la résistance des alvéoles qui empêche les dents de passer, et qui les arrête dans leur marche; et qu'alors l'ossification des racines se faisant, elle gène, comprime et irrite les nerfs qui doivent être embarrassés dans les racines par l'ossification.

D'autres soutiennent que ce sont les gencives soulevées de dedans en dehors par les dents, qui les tendent et les irritent et causent le gonflement et l'inflammation.

D'autres croient que la seule résistance des alvéoles, et la compression du périoste alvéolaire interne par les dents, sont les causes des maladies.

Il y en a qui croient que les incisives font le plus de maux aux parties qu'elles traversent. D'autres disent que ce sont les canines; d'autres, les petites molaires; d'autres, les dents de 7 ans, et d'autres y comprennent les dents remplaçantes.

Les uns, tels que *Lieutaud*, disent que ce sont les enfans de bonne constitution qui sont le plus affectés par la croissance et la sortie des dents, parce que les parties qui doivent leur livrer passage sont plus dures et plus fermes que celles des enfans débiles, cachectiques par constitution, ou accidentellement affaiblis et cacochimes; et *Lieutaud* a beaucoup de partisans.

D'autres, tels que *Chambon*, disent que les enfans sains et bien constitués ne sont point malades de la dentition, et qu'on voit même leurs dents percer les gencives sans causer aucune maladie, mais que ce sont les cacochimes, les débilités, ceux attaqués d'affections scorbutiques, et même du scorbut, qui en sont le plus accablés; et *Chambon* a aussi beaucoup de partisans.

7. D'autres, tels que *Portal* et *Bichat*, disent que les maladies de la dentition ne causent aucun effet assez direct sur les gencives pour indiquer le lieu où est le siége du mal, et faire inciser sur l'endroit malade. *Bertin* n'avait pas connu non plus le signe du siége du mal; c'est pourquoi il avait conseillé d'inciser sur tout l'arc alvéolaire; ce qui est bien cruel, dit *Portal* dans son cours d'anatomie médicale, parce que c'est faire une opération dont rien n'indique la nécessité; et bien dangereux, dit *Desessartz*, (Traité de l'éducation corporelle des enfans), parce que cela peut produire des hémorragies qu'on n'est pas toujours maître d'arrêter. Et d'ailleurs, ces moyens sont toujours insuffisans, disait *Boyer* à ses élèves dans son dernier cours, car il n'en a vu aucuns bons effets. Elles sont bien inutiles, disent des praticiens bons observateurs de tous les pays, parce qu'ils n'ont vu aucun changement dans l'état des enfans, après ces incisions faites de toutes les manières prescrites.

Exposé des preuves que la dentition ne cause point de maladies aux enfans.

8. Le germe des dents est enfermé dans un tissu cellulo-vasculaire, et l'un et l'autre le sont dans les alvéoles.

Le germe, le tissu et l'alvéole grossissent jusqu'à ce que l'émaillement de la couronne soit fait. L'alvéole a alors la forme propre à loger la couronne. Elle n'a encore aucune cavité pour recevoir la matière qui doit former les racines.

Vers la fin de l'émaillement de la couronne, la partie de l'alvéole qui doit livrer passage à la dent, s'amollit, s'exfolie et se détruit entièrement avant que la dent y arrive. La matière ainsi dissoute est totalement absorbée. Cette dissolution n'est pas l'effet de la pression de la dent contre l'alvéole, comme on l'a cru, car elle n'y touche point; elle est encore enfermée dans la poche cellulo-vasculaire.

La dent n'ayant par elle-même, ni par les parties qui l'entourent, aucune action heurtante, elle ne peut pas non plus briser par des coups réitérés l'alvéole où elle doit passer. La simple impulsion dans sa marche ne peut, par la pression constante, la détruire comme on la trouve détruite, ni l'écarter comme le ferait un coin (ainsi que des auteurs disent que cela se fait) ni déchirer ces parties, ni irriter, par la pression, celles qui sont molles et nerveuses, ensuite par tension et ensuite par déchirement.

L'anéantissement de cette partie de l'alvéole vient donc d'une autre cause que celle de la pression. Les squelettes font voir que la dissolution est la seule chose qui la produit.

On pourrait, sur l'énoncé de la dissolution des alvéoles, admettre que cette dissolution peut être imparfaite, et que quelques portions non dissoutes arrêtent la dent; qu'alors l'ossification continuant dans les racines, elle ne peut se faire sans presser les nerfs, les comprimer, les irriter, et produire des maladies locales éloignées du siége du mal.

Je répondrais, que ces dissolutions imparfaites n'ont jamais lieu, et que la pression des nerfs, par l'ossification des racines, ne peut avoir lieu pour produire irritation, parce que jamais on ne trouve de dentitions imparfaites dans les dents de lait, que lors que la matière nutritive des dents a été noyée dans les fluides séreux, qui détruisent aussi les germes des dents et désorganisent les vaisseaux dentaires. C'est ce qui arrive à des enfans scorbutiques, mais sans produire des maladies dans les alvéoles ni dans les gencives.

On sait qu'avant de s'ossifier, la matière qui doit former les racines est mucilagineuse, qu'ensuite elle devient cartilagineuse, ou du moins d'une consistance presqu'aussi solide, sans en avoir le caractère, et qu'ensuite elle devient osseuse, en passant par divers dégrès de solidité.

Il peut se faire que des anatomistes n'ayent pas dit que les alvéoles des racines ne commencent à se former qu'après l'émaillement des couronnes, lors que les alvéoles qui doivent livrer passage aux dents sont dissoutes; que le tissu cellulo-vasculaire se déchire dans la partie correspondante au bord des incisives, à la pointe des canines, et aux éminences des molaires, mais cela a lieu ainsi. Les alvéoles qui contiennent encore toute la couronne, n'ont d'autre forme que celle propre à loger la couronne, et une ouverture prête à lui livrer passage.

Les vaisseaux qui forment la poche cellulo-vasculaire viennent de toute la cavité poreuse et celluleuse des os qui forment les alvéoles. On ne trouve à cette époque aucun creux pour recevoir la matière qui doit faire les racines; ce n'est qu'à mesure de la formation des racines que les alvéoles se forment; et on trouve qu'elles se forment premièrement à ce qui répond au collet, et toujours du collet à la racine.

Un autre changement notable a lieu dans l'alvéole. Sitôt que la couronne de la dent pousse de dedans en dehors de l'alvéole, l'alvéole change de figure, elle perd entièrement celle qu'elle avait lorsqu'elle contenait la couronne. Elle se rétrécit à mesure que la couronne en sort, et les alvéoles des racines se forment progressivement, mais plus lentement que ne se font la sortie de la dent, et le rétrécissement de l'alvéole de la couronne; car, les couronnes des dents sont toujours hors des gencives avant que les racines et leurs alvéoles soient entièrement formées.

Le nombre des racines est relatif aux faisceaux de vaisseaux composés d'artères, de veines et de nerfs. Quand il n'y en a qu'un, il n'y a qu'une racine : deux quand il y en a deux: trois quand il y en a trois: quatre quand il y en a quatre: cinq quand il y en a cinq: divergentes ou convergentes, quand les faisceaux des vaisseaux divergent et convergent: car, les racines prennent leur forme de la situation des faisceaux des vaisseaux, parce que la matière osseuse est déposée autour de ceux qui restent dans les racines, et que la matière osseuse les enferme visiblement, et n'y laisse de pertuis que pour les vaisseaux qu'elle n'a pu oblitérer : tels sont ceux qui vont du périoste à l'intérieur des racines, et ceux qui sont reconnus sous le nom de cordons de vaisseaux dentaires : le pouvoir de leur fonction leur est conservé par des trous au bout des racines. Ces dispositions sont connues de ceux qui ont étudié cette anatomie ; or, on ne voit dans tout cela rien qui puisse comprimer et irriter les vaisseaux, ni produire les maladies locales et symptomatiques.

Si l'irritation des nerfs dentaires avait lieu par la pression au fond de l'alvéole, elle ne manquerait pas de produire de la douleur et de l'inflammation, avec plus ou moins de gonflement des parties où elle aurait son siége, l'inflammation serait souvent suivie de suppuration, comme cela a lieu dans les maladies du périoste alvéolaire, et des vaisseaux dentaires ; le pus sortirait au moins quelquefois par le trou que la dissolution fait à l'alvéole, et qui donne passage à la dent ; il fuserait ensuite par quelque partie et à travers les gencives ; il causerait des fistules. Si le pus séjournait quelque tems dans ces endroits, il détruirait souvent les organes de la nutrition de la dent, et surtout à la machoire inférieure, où, par sa position, il serait obligé de séjourner plus qu'à la machoire supérieure. La dent ainsi privée des organes nutritifs ne pourrait plus prendre de nourriture; elle resterait dans l'alvéole, et y serait comme un corps étranger. Ces différens désordres pourraient arriver à chaque alvéole, et sans doute qu'il y en aurait qui s'étendraient aux alvéoles voisines où ils produiraient des effets désorganisateurs, qui changeraient la forme de ces parties: alors, plusieurs dents manqueraient de nourriture; elles ne pourraient plus croître ni sortir. On remarquerait souvent ces effets, si les maladies de la dentition étaient aussi communes qu'on le dit; et c'est ce qu'on ne trouve point. Aucun auteur n'en parle; je n'en ai jamais vu.

L'exposé de ces faits ne satisfait pas les partisans du système des maladies attribuées à la première dentition. Ils persistent à dire que l'irritation a lieu dans les alvéoles, n'importe dans quelle partie, sans causer ni inflammation, ni gonflement, ni tension visible à aucune des parties voisines, mais que l'irritation est assez forte pour troubler les fonctions de l'économie animale, et produire des maladies symptomatiques. C'est sur ce point caché, et imperceptible par les effets locaux, qu'ils s'appuyent pour attribuer à la dentition les causes des maladies dont la source ne leur est pas connue.

Cette doctrine n'est fondée sur aucun fait qui puisse la faire soutenir. Quoi! une irritation qui produirait tant de maladies loin de son siége, ne donnerait aucun signe de mal aux gencives ni aux parties des environs, comme le font toutes les autres maladies externes! Qui soutiendra cela? On me répondra que ce sont des hommes qui se fondent sur les livres de l'art, et sur l'enseignement qu'ils ont reçu aux écoles. Alors, je dirai que jusques là ils sont excusables; mais si on leur fait connaître que par l'analyse des faits sur lesquels reposait cette doctrine, on ne trouve rien qui puisse l'appuyer pour la faire maintenir, et qu'on trouve au contraire des choses évidentes qui prouvent que la croissance et la sortie des dents ne causent aucune maladie, il faut se rendre, ou s'exposer à faire présumer qu'on a besoin d'une erreur pour cacher la faiblesse et le peu d'étendue des connaissances qu'on posséde sur l'art de guérir: en un mot, c'est vouloir pratiquer plutôt l'art par routine et recommandation, que d'après une théorie raisonnée.

9. Les maladies des gencives des dents de sagesse qui ont si fréquemment lieu lors de la sortie de ces dents, ont pu faire croire que ces irritations et inflammations avaient lieu aux

autres gencives, quand les dents arrivent contre elles, et on s'est trompé: en voici la preuve.

Les dents de sagesse sont, comme les autres dents, précédées dans leur marche de la matière qui dissout les alvéoles et les gencives qui doivent leur livrer passage. Quand rien n'atténue cette matière, ou que rien ne la détourne, ou qu'elle ne s'échappe pas par quelque partie faible, avant d'avoir amolli et dissout les gencives, ces dents sortent comme les autres sans causer aucun accident.

Si cet amollissement et cette dissolution n'ont pas eu lieu, ces dents compriment les gencives à mesure qu'elles croissent; elles les soulèvent et les tendent, les irritent et les enflamment, et les font suppurer. La douleur que ces effets causent s'étend quelquefois aux oreilles, à la tête, aux amigdales et au col: jamais plus loin; mais on distingue toujours très-bien et sans équivoque, que le siége principal est à la gencive de la dent de sagesse, et point ailleurs; pas même au périoste alvéolaire, et encore moins aux nerfs dentaires qui nourrissent la dent. Voici comme on s'en assure.

Quoique le malade ne puisse ouvrir la bouche que très-peu, on parvient sur la gencive avec un des fouloirs à boucher les dents; on touche les gencives avec une des parties des environs des courbes, et on comprime par dégré les gencives qu'on croit affectées : la douleur que le malade ressent fait juger que le mal est là.

Lorsque le malade peut ouvrir la bouche assez pour laisser voir et toucher la dent qui est plus ou moins apparente, on la frappe et on la heurte modérément avec le bout d'un instrument d'acier; cela ne cause aucune douleur. Si le périoste, ou les vaisseaux dentaires, étaient malades, la douleur se ferait sentir par ces heurtemens, comme elle se fait sentir par le même moyen aux autres dents où ces parties sont affectées.

Je dois faire observer dans cet article que les maladies produites par la tension et l'irritation des gencives des dents de sagesse, quelques considérables qu'elles soient, ne sont jamais regardées comme des causes des convulsions, de la paralysie, des écrouelles, du rachitis, ni de cette foule de maladies éloignées du siége du mal, et attribuées à la croissance et à la sortie des dents de lait.

10. Si les gencives des dents de la première dentition étaient aussi malades, lors de la sortie de ces dents, que le sont celles des dents de sagesse; et que, dans ce tems de douleur et de fièvre, l'enfant fût attaqué des maladies men-

tionnées par *Chambon*, on aurait un fondement pour croire, jusqu'à un certain point, que cette croissance cause ces maladies symptomatiques. Je dis jusqu'à un certain point ; car, les maladies qui se déclareraient alors, pourraient avoir d'autres sources, et venir seulement compliquer les maladies de la dentition, comme cela arrive souvent lors des maladies des gencives des dents de sagesse. Il est cependant à présumer qu'on aurait fait cette distinction jusqu'à présent; mais le silence des auteurs sur ce point confirme que cela n'a pas eu lieu.

On voit très-souvent qu'à l'augmentation de volume du bord alvéolaire causé par la dent de lait qui est au moment de sortir, il y a de la rougeur dans les environs. On a attribué cette rougeur à l'irritation par tension, et au soulèvement fait par la dent: on s'est encore trompé. Cet effet ne vient pas de cette cause; la rougeur est sans douleur: elle est très-étendue, et presque générale au bord gengivial, au lieu d'être circonscrite comme elle le serait autour de la dent, et comme elle l'est toujours dans les environs des autres parties irritées par compression et par aiguillonnement. Cette rougeur est l'effet de l'excès de sérosité dans le sang, qui en contient un quart ou un tiers au delà de ce qu'il en contient dans l'état de bonne santé. C'est un effet que cet excès produit presque toujours; mais on ne doit pas l'attribuer à la croissance et à la sortie des dents.

La blancheur de la gencive de la dent contenue a encore été prise pour signe de maladie. Cet état qui n'est causé que par la présence de la dent et la transparence de la mince partie de gencive qui la couvre encore, était cependant assez facile à reconnaître : il serait superflus d'en parler ici plus longuement.

Par ce qui vient d'être dit, on voit que la croissance des couronnes des dents dans les alvéoles, ni la traversée des gencives par les dents, ne causent aucune maladie locale; et cela doit suffire pour ne pas croire que les fièvres, les convulsions, la diarrhée, le rachitis et autres maladies dites symptomatiques, aient leur source dans la dentition; car, s'il n'y a aucun signe apparent de maladie dans les alvéoles et aux gencives, on ne peut pas dire non plus qu'il y en ait de cachés et qui puissent produire des maux. Les causes de maladies produisent des effets quand elles agissent : ces effets deviennent des signes de maladies : s'il n'y a point d'effets, il n'y a point de signes. Partout où il n'y a point d'effet de maladie, et surtout au dehors du corps, on n'est point fondé à dire qu'il y a là une cause qui agit et qui produit des maladies, puisque rien ne l'indique; ce raisonnement peut être appliqué aux alvéoles et aux gencives; et il me fonde à nier que la croissance et la sortie des dents causent des maladies. Il acquiert plus de poids encore de ce que j'ai fait connaître les effets qui auraient lieu dans ces parties, s'il était vrai que ce travail de la nature causât des maladies : or, il est constant qu'on ne reconnaît jamais ces effets dans aucun enfant.

II Des remèdes employés pour guérir les maladies attribuées à la dentition.

Les remèdes employés contre ces maladies sont en grand nombre; et la majeure partie ont été administrés plutôt empyriquement qu'avec discernement.

Je connais des médecins qui, ayant traité des enfans attaqués de fièvres, de vomissemens, de diarrhée, de convulsions, de rachitis, d'écrouelles et de scorbut, sans avoir égard à la dentition, ont guéri ces maladies.

D'autres qui temporisaient pour le traitement, qui ajournaient au lendemain ce qu'ils auraient dû faire sur-le-champ, qui n'employaient la dose de médicamens qu'au tiers de ce qu'il fallait pour combattre la cause agissante ; et ceux-là n'ont point réussi.

D'autres qui, ne voyant de cause de maladie que la dentition, ne faisaient rien, et livraient tranquillement l'état de l'enfant aux ressources de la nature. Ils ont vu périr des enfans ainsi abandonnés sans chercher rien pour les soulager, ni remédier à la cause du mal.

D'autres ne sachant découvrir aucune des causes de l'affaiblissement général, ni distinguer la cacochimie et l'eptyalisme produits par le manque de vitalité, et par les affections séreuses rouge et blanche, s'obstinent à soutenir que la croissance et la sortie des dents causent ces maladies ; et quoiqu'ils ne voient aucun signe dans le bord gengivial qui puisse raisonnablement fixer une idée sur cette cause, ils n'en persistent pas moins à dire que la source du mal est la dentition. Rien ne peut les détourner de cette idée routinière, ni leur faire prendre en considération les signes qui annoncent d'autres causes de ces maux. Ils font faire sur les gencives des frictions sèches, ou huileuses, ou mucilagineuses : ils font donner aux enfans des bâtons de réglisse, de racines de guimauve et des hochets, pour, disent-ils, amincir et détruire les gencives malades : ils font diviser les gencives avec les ongles, des pièces de billon, des lancettes et le bistouri, pour favoriser le passage des dents, et pour faire cesser les maux qui attaquent les enfans ; ils croient que ces procédés sont efficaces pour ces objets. On leur dit en vain que ces moyens ont été reconnus insuffisans par beaucoup de praticiens de tous les pays, et que la cause des maladies n'est pas dans les alvéoles et dans les gencives. Les uns font porter aux enfans des colliers auxquels on attribue le pouvoir de calmer le genre nerveux irrité par la croissance et la sortie des dents, et de faciliter le percement des gencives. Ces colliers n'ont pas plus de vertu que plusieurs pratiques superstitieuses usitées chez certaines gens ; ils sont l'enseigne de l'ignorance de ceux qui les recommandent, et de la crédulité des pères et mères. Cependant, on perd un tems qu'on devrait employer à attaquer, par des remèdes, les causes réelles ; on laisse faire des progrès au mal, qui souvent devient incurable, et entraîne la mort de ces enfans qu'on aurait pu conserver.

On ne manquera pas de m'objecter que l'enfant qui mord avec force le sein qui le nourrit, qui appuie ses gencives sur les bâtons de réglisse et de guimauve, et sur les hochets, donne des signes de douleur; on dira qu'il cherche à diviser les gencives tendues et enflammées, pour soulager le mal dont il est attaqué. Je nie tout cela, malgré que tant d'auteurs le disent, parce que si les gencives étaient tendues et enflammées, comme on dit qu'elles le sont, les enfans ne supporteraient point les frictions d'aucune espèce; ils ne pourraient sucer ni mâcher les bâtons de réglisse ni de guimauve, ni les hochets ; les douleurs qu'ils ressentiraient en mordant ces corps, et même un léger frottement, les feraient crier et pleurer ; ils chercheraient plutôt à détourner de ces parties tout ce qui pourrait y toucher, comme ils le font dans toutes les autres maladies. Je vais plus loin, et je dis qu'il est ridicule et dérisoire de prétendre que les enfans connaissent la nature de leur mal, au point de diriger eux-mêmes les moyens pour diviser les gencives tendues par les dents, et se guérir eux-mêmes, comme *Andri*, *Chambon*, *Desessartz* et autres le disent. C'est leur supposer assez de jugement pour faire eux-mêmes ce que des hommes au-dessus de 20 ans ne laisseraient faire qu'avec de grandes craintes, et après s'être armés du courage nécessaire pour se laisser opérer. La doctrine qui repose sur de telles observations n'est donc point fondée : elle est abusive, légèrement transmise, et empyriquement recommandée ; et malgré tout ce que rapportent sur cet objet les livres de médecine, de chirurgie, les annales, les journaux, les thèses et les prôneurs de prétendus succès obtenus en France, en Angleterre, en Allemagne et ailleurs, par ces moyens et par les incisions sur les gencives, cette pratique doit être bannie de l'école.

12. On ne se borne pas toujours à attribuer à la croissance et à la sortie des vingt dents de lait les maladies qui attaquent les enfans : des auteurs les attribuent à la sortie des dents de 4 ans, d'autres à celles de 7 ans, et d'autres à la croissance des germes des dents remplaçantes. — Avec ces attributions multipliées, les praticiens qui n'ont que des connaissances superficielles, se trouvent dans une position favorable pour se tirer d'embarras, en attribuant encore à ces causes la source des maladies des dents, qu'ils ne connaissent point.

Je soutiens, (et le fait peut être vérifié par tout où il y a des enfans,) qu'il n'y a pas vingt-quatre dents de lait, et que les anatomistes *Sabatier*, *Bichat*, *Boyer*, *Maygrier* et autres se sont trompés : par conséquent, les maladies qui attaquent les enfans à cet âge, ne peuvent avoir leur source dans la croissance et la sortie de ces quatre dernières dents, comme plusieurs l'ont dit, quand ils ne les trouvaient pas hors des gencives.

Les quatre premières grosses molaires sortent de six à sept ans, elles ne causent jamais de maladies ; on ne trouve jamais rien aux gencives ni aux environs qui puisse faire présumer que leur croissance et leur sortie en causent aucune. On voit dans les machoires des squeletes, que la dissolution des alvéoles de ces dents a lieu long-tems avant que l'émaillement de la couronne soit fait. Je n'ai jamais vu affectées d'aucun mal les gencives, lors de la sortie de ces dents.

Rien de si ordinaire que de voir des maladies inflammatoires autour des gencives des dents de lait. Cela ne vient pas de l'état maladif des vaisseaux des dents remplaçantes, mais bien de ce que la carie et la fracture de la couronne mettent les nerfs des dents de lait à découvert; de ce que ces nerfs n'ont pas été totalement détruits par la dissolution aux bouts des racines; de ce que les dents et les racines deviennent comme des corps étrangers, quand les vaisseaux qui les nourrissaient sont détruits ; de ce que ces dents s'ébranlent, et que les gencives et le périoste alvéolaire se trouvent irrités par les secousses continuelles que produisent les dents branlantes, irritations qui se renouvellent jusqu'à ce que ces dents ne soient plus en cette place.

Toutes ces maladies, et les causes qui les produisent, sont très-faciles à appercevoir; on ne trouve point qu'elles amènent de maux symptomatiques, autres que ceux de la fièvre, et ceux que les douleurs d'inflammations produisent. Si les enfans ont d'autres maladies, elles viennent d'autre source : les confondre, c'est commettre des fautes, et montrer peu de connaissances de l'art.

13. Sans doute, des raisons aussi fortes que celles que je viens d'exposer me pourraient fonder à affirmer positivement que la dentition ne cause jamais de maladies, et même qu'elle n'en peut pas causer. Mais, je veux prévenir pour moi-même l'accusation de témérité et d'entêtement préjudiciable aux enfans; et, avant de publier affirmativement que la croissance et la sortie des dents de lait ne causent aucune maladie aux enfans, je veux m'en assurer par des moyens qui me semblent les plus propres à y parvenir: en conséquence, je prie Messieurs les Médecins et Chirurgiens de m'envoyer les

enfans qu'ils jugeront avoir des signes univoques, que la croissance et la sortie des dents leur causent des maladies locales et symptomatiques, tels que ceux mentionnés aux articles 6, 8, 9 et 10, je me soumets à donner 25 francs pour chaque enfant, jusqu'au 20 Avril, et, en cas de contestation de ma part sur la vérité du fait, nous prierons Monseigneur le Grand Maître de l'Université de nommer des commissaires qui prononceront.

FIN.

TABLE DES ARTICLES.

www.ingramcontent.com/pod-product-compliance
Ingram Content Group UK Ltd.
Pitfield, Milton Keynes, MK11 3LW, UK
UKHW020440220726
13923UKWH00005B/2232